TRAITÉ

CONTRE

LES AFFECTIONS RHUMATISMALES,

GOUTTEUSES ET NÉVRALGIQUES,

PAR

UNE NOUVELLE MÉTHODE

DE

M. LAVERGNE,

Médecin — Accoucheur.

PARIS,

Chez l'Auteur, rue de la Ferme-des-Mathurins, n. 18.

Et Chez Delaunay, Libraire, Palais-Royal.

1833

TRAITÉ

LES AFFECTIONS RHUMATISMALES, GOUTTEUSES ET NÉVRALGIQUES.

DE LA DOULEUR.

La douleur est un sentiment pénible qu'on éprouve dans une ou plusieurs parties : cette pénible sensation est d'autant plus insupportable que la cause qui la produit est active et les parties sur lesquelles elle agit susceptibles d'irritation

Comment agit la cause qui produit la douleur ? Porte-t-elle son action sur les fluides et les solides en même tems, ou bien, attaque-t-elle les uns plutôt que les autres? Comment, s'il en est ainsi, les premiers qui sont affectés par la cause morbifique, comment dis-je, communiquent-ils leur surexcitation aux autres ?

On ne saurait répondre d'une manière satisfaisante à toutes ces questions, parce qu'elles sont autant de problêmes qu'on ne parviendra jamais à résoudre, par le motif que nos sens sont loin d'avoir le dégré de sensibilité nécessaire pour transmettre à notre intelligence les perceptions qui pourraient la mettre à portée de saisir et d'analiser la cause qui produit la douleur, et déterminer son mode d'action.

Tout le monde sait très-bien que le sytème nerveux est l'appareil circulatoire d'un fluide qui porte la sensibilité et le mouvement dans toutes les parties du corps; oui, on le sait, parce que l'on a observé que l'incision ou la forte compression d'un tronc de nerfs fournissant toutes les branches qui vont par une infinité de ramifications se distribuer dans une partie, font cesser la sensibilité avec la faculté du mouvement : mais cela n'explique pas l'action du fluide nerveux sur le sytème musculaire non plus que sa composition. Qui l'a vu? Qui l'a analysé? personne. Il existe cependant ce fluide nerveux; nous en avons donné la preuve irréfragable par ce que nous avons dit plus haut.

Par le motif que nous ne pouvons espérer de tirer quelque avantage par la continuation de cette petite dissertation dans l'intérêt de ceux qui souffrent, nous passons à des recherches qui nous donnent l'espoir de leur être plus utiles.

LA DOULEUR.

Personne n'ignore qu'il y a plusieurs espèces de douleurs, et qu'elles sont produites par des causes différentes.

Les dents, les oreilles, l'estomac, les intestins, les reins sont les parties sur lesquelles les douleurs se manisfestent d'une manière très-intense.

Les douleurs qui siégent sur les parties glanduleuses, le poumon, le foie et la rate se font sentir moins vivement que les précédentes.

Les douleurs qui attaquent le sytème musculaire, membraneux, tiennent le milieu par leur intensité, entre les premières et les secondes.

Les douleurs qui ont leur siége sur les parties articulaires, ligamenteuses et le pergoste, sont presque toujours des signes caractéristiques de l'existence de la goutte, du rhumatisme ou de la syphilis.

Les différentes sensations que font éprouver les douleurs font qu'on les distingue par les dénominations suivantes :

(5)

Douleurs gravatives, pulsatives, pungitives, rongeantes, de pesanteur, déchirantes, brûlantes, sour-
des, prurigineuses, d'engourdissement, de crampe, enfin, douleurs que peuvent occasioner les corps
tranchants et les contondants. l'action du froid et de
la chaleur, y compris les douleurs, que peuvent occasioner une infinité de corps, lorsqu'ils se trouvent
en contact avec nos organes.

La douleur gravative attaque plus particulièrement
la tête et l'abdomen : la tête est encore souvent le siége
de la douleur pulsative. Celle-ci accompagne toujours la formation du pus, et ne cesse qu'après son
expulsion.

La douleur pungitive a souvent son siège sur les parties membraneuses; elle est d'autant plus vive que ces
dernières sont surexcitées.

Les douleurs rongeantes sont un symptôme d'ulcé-
ration, si elles sont continues, et se soutiennent quelque tems, soit qu'elles se fassent sentir sur les reins,
les intestins ou la matrice.

Par ce que nous venons de dire, on s'apercevra
facilement que les douleurs tirent leurs noms des parties qu'elles occupent et des différentes sensations qu'elles font éprouver.

Quelle que soit la cause des douleurs, il est rare
qu'elles soient essentielles ou indépendantes; mais les
causes en sont souvent si cachées qu'il est impossible
de parvenir à les connaître quelle que soit la constance
et l'exactitude qu'on puisse mettre à en faire la re-
cherche.

Il est des douleurs idiopathiques et des douleurs
sympathiques. Les premières ont le siége de la cause
qui les produit, précisément à l'endroit où se fait
sentir la douleur; il n'en est pas ainsi des secondes :
la cause qui les produit n'est jamais sur la partie qui

est le siége de la douleur, et souvent elle en est fort éloignée. De là naît l'avantage qu'ont les médecins pour la guérison des douleurs idiopathiques ou sympathiques, lorsqu'ils connaissent bien la physiologie du corps humain, et la sympathie que les organes qui le composent peuvent avoir entre eux.

On sait que les affections du cerveau portent leur action sur l'estomac jusqu'à exciter les vomissemens et des douleurs insupportables. Les maladies de l'estomac peuvent également affecter par sympathie l'organe cérébral et causer des céphalalgies très-violentes; il en est ainsi de plusieurs autres organes qui, comme les deux dont nous venons de parler peuvent s'affecter sympathiquement.

Nous avons dit plus haut qu'il était rare que les douleurs soient essentielles; nous devons ajouter qu'elles sont presque toujours le symptôme de maladies aigües ou chroniques; les douleurs qui sont le symptôme caractéristique des maladies aigües sont plus intenses que celles qui annoncent l'existence des maladies chroniques.

Les douleurs sont continues ou périodiques.

Les douleurs aigües ou continues qui affectent les organes de la poitrine, l'estomac ou les intestins, annoncent l'inflammation. Si la douleur aigüe ou continue cesse subitement sans cause apparente, on doit craindre la gangrène; il n'en est pas ainsi des douleurs qui se font sentir sur le contour extérieur de la poitrine, sur les membres abdominaux, et les membres theraciques. Celles-ci annoncent souvent une crise salutaire. Les douleurs qui ne sont ni permanentes ni fixes, sont presque toujours le symptôme de la névralgie. Mais on ne doit jamais perdre de vue que les douleurs les plus fréquentes, les continues, enfin celles qui conduisent les malheureux qui en sont atteints à l'état d'infirmité, dépendent presque toujours des quatre maladies principales, qui sont : le rhumatisme, la goutte, la syphilis et le scorbut. Cette dernière maladie est caractérisée par une faiblesse générale et le gonflement sanguinolent des gencives. Nous n'entrerons pas dans de plus longs détails relativement au scorbut, par la raison qu'en écrivant ce petit opuscule, nous n'avons eu d'autre intention que de traiter du rhumatisme, de la goutte et de la névralgie.

Nous avons dit que les douleurs ont pour cause ordinaire l'une des quatre affections qu'on nomme rhumatismale, syphilitique, goutteuse et scorbutique ; ce n'est pas que les douleurs ne puissent avoir d'autres causes ; la suppression de la transpiration, par exemple, peut causer des douleurs très-aigües, telles sont celles qu'on éprouve dans les muscles du cou par le moindre mouvement pendant le *torticolis*; celles qu'on éprouve pendant la *pleurodynie*, dans un côté de la poitrine ; enfin celles qui se font sentir sur les muscles du thorax.

Nous avons la conviction que les douleurs qui sont occasionées par la suppression de la transpiration peuvent, en vieillissant, se transformer en douleurs rhumatismales, goutteuses ou névralgiques. C'est par ces motifs que ceux qui habitent les endroits humides, ceux qui, par des travaux pénibles, transpirent abondamment et sont exposés ensuite à l'action d'un air froid ou de la pluie, sont si tourmentés par les cruelles douleurs dont nous venons de parler.

On demandera peut-être comment il se fait que la suppression de la transpiration puisse causer de si grands désordres que le sont ceux que nous venons de citer. On n'en sera nullement étonné quand on se rappellera que l'excrétion de la sueur est tout aussi indispensable à notre existence qu'à l'état normal de notre santé.

On sera encore moins étonné des désordres que peut porter la sueur repercutée sur l'économie animale, quand on connaîtra les élémens dont elle est formée. Or, les voici :

La sueur est séparée du sang par les vaisseaux exhalents de la peau; elle est formée, d'après quelques chimistes, d'acide acétique, d'hydrochlorate de soude, d'hydrochlorate de potasse, d'un peu de matière animale, d'un atôme de phosphate terreux et d'oxide de fer. D'autres n'admettent dans cette humeur que de l'eau, de lactique, du lactate de soude uni à une matière animale, et des hydrochlorates de potasse de soude. Quelques chimistes prétendent que la sueur contient les alimens à l'état de vapeur; d'autres disent que la sueur des parties génitales de la femme contient la même substance volatile odorante que le *chénopodium vulvaria*; enfin, selon d'autres, la sueur est un liquide d'une odeur plus ou moins forte, variable et salée; elle rougit l'infusion du tournesol, et tache les étoffes sur lesquelles elle tombe.

D'après ce que nous venons de dire concernant les élémens composant l'humeur de la transpiration, on croira sans peine que son action, sur des organes délicats, peut porter la plus grande perturbation sur l'économie animale, et par suite, les plus grandes atteintes à la santé.

Il est souvent très-difficile de pronostiquer juste sur la nature des douleurs que l'on a à traiter; on est également fort embarrassé pour en désigner le siége, lorsqu'elles se font sentir sur les parties internes; quand à leur cause, elle est souvent inexplicable.

On a peu à craindre des douleurs qui se font sentir pendant la fièvre, parce qu'elles cessent ordinairement avec elle, ce qui doit faire présumer qu'elles ont pour cause l'action fébrile, et qu'elles peuvent contribuer à la coction de l'humeur morbifique.

Les douleurs des yeux, des tempes et du cou sont, les symptômes de l'hémorragie critique; les douleurs vagues dans l'abdomen annoncent souvent des évacuations salutaires; celles des lombes précèdent ordinairement les menstrues, les hémorroïdes ou le flux d'urine.

Nous n'entrerons pas dans le détail de tous les désordres qu'on a été à portée d'observer sur les cadavres de ceux qui, pendant leur vie, avaient souffert longtems des douleurs dont nous venons de parler, dans le cours de cet opuscule, par le motif que ce rapport n'aurait d'autre résultat que de le grossir sans le rendre plus utile aux personnes qui sont ou qui seront atteintes des affections susdites et auxquelles personnes nous le destinons spécialement.

La goutte, le rhumatisme musculaire, le rhumatisme articulaire et la névralgie étant les maladies qui tourmentent le plus l'espèce humaine, c'est aussi de la description de ces maladies, en indiquant les symptômes qui les caractérisent, et les moyens propres à les combattre, que nous nous sommes occupés depuis longtems d'une manière particulière.

DE LA GOUTTE.

Les signes caractéristiques de la goutte, sont : L'inflammation des petites articulations et plus particulièrement celles des gros doigts des pieds et des phalanges. On a observé que les descendans des personnes atteintes d'affections goutteuses sont presque toujours affectés de cette cruelle maladie : elle n'est pas accidentelle comme le rhumatisme articulaire et le musculaire. La goutte n'attaque que très-rarement avant l'âge de trente ans, et dure ordinairement toute la vie. Les personnes qui prennent une nourriture succulente et trop abondante, les ivrognes et les crapuleux sont ordinairement tourmentés par la goutte une grande partie de leur vie. Cela est si vrai que l'affection goutteuse se lie presque toujours avec la surexcitation plus ou moins forte du canal digestif, preuve incontestable que l'intempérance de la table peut causer et entretenir cette cruelle maladie. La goutte vient par accès à des époques plus ou moins éloignées : cela dépend souvent du plus ou du moins de régularité dans le régime hygienétique de la part des malades qui en sont atteints, des endroits qu'ils habitent, et enfin de l'atmosphère dans lequel ils respirent. Les accès de goutte sont une douleur plus ou moins intense, qui se manifeste au talon au gros orteil ou à la cheville, quelquefois à toutes ces parties en même tems, se dissipant quelque tems après, et enfin laissant une rougeur et du gonflement aux parties affectées.

Les caractères anatomiques sont des concrétions thophacées lésion du péryoste, etc.

Les mains ne sont pas plus exemptes des attaques de goutte que les pieds. Son mode d'action sur ces dernières parties est toujours le même. La tête, la poitrine et l'abdomen sont quelquefois le siége de cette cruelle maladie. Lorsqu'elle est intense, si elle y séjourne longtems, elle est presque toujours mortelle.

Tout le monde sait que les goutteux sont sujets aux flatuosités, à la constipation, aux hémorroïdes, aux urines ardentes, et exposés aux plus grands accidens par le déplacement, quelquefois subit, de la cause qui produit les douleurs.

On ne manque pas de remèdes palliatifs contre cette maladie. Dans le paroxisme, on doit s'interdire toute espèce de remèdes si ce n'est quelques topiques adoucissants et relâchants; la diète la plus sévère doit être placée au premier rang des moyens à employer pour la combattre. Cela est si vrai que nous avons des exemples de personnes riches qui furent tourmentées par la goutte tout le tems qu'elles eurent les moyens de vivre d'une manière trop abondante, et qui furent radicalement guéries par la perte de leur fortune.

Les topiques résolutifs et les répercussifs ainsi que les calmans, ceux-ci pris intérieurement dans les attaques de goutte, peuvent être fort dangereux par les métastases funestes auxquels ils peuvent donner lieu. Il n'en est pas ainsi des antiphlogistiques, des adoucissans et des relâchans qu'on peut employer avec avantage pour calmer l'intensité de la douleur.

DU RHUMATISME.

Les symptômes qui caractérisent le rhumatisme sont une douleur continue plus ou moins intense, des tiraillemens qui occasionent une sensation d'arrachement augmentant par le mouvement des parties sur lesquelles siège la douleur. Lorsque la maladie est aigüe, la partie affectée est ordinairement gonflée et rouge.

L'action du froid et de l'humidité peuvent produire le rhumatisme ou l'exaspérer. La maladie dont nous parlons a beaucoup d'affinité avec la goutte; les anciens ne les distinguaient pas; les douleurs ou plutôt la cause qui les produit, porte son action principalement sur les muscles, les tendons, les aponevroses. Le rhumatisme est universel ou particulier. Lorsqu'il attaque les muscles du cou, on l'appelle *torticolis.* S'il se jette sur les muscles thoraciques, on le nomme *pleurodinie;*

s'il attaque les muscles lumbaires, on le nomme *lumbago* ; s'il attaque les articulations , on l'appelle *rhumatisme articulaire* ; enfin s'il attaque les muscles seulement, on le nomme *rhumatisme musculaire.*

Le rhumatisme est rarement fixe sur la partie qu'il attaque primitivement; il se déplace quelquefois avec une incroyable rapidité , pour se porter sur d'autres parties.

Le rhumatisme aigu peut occasioner une fièvre très-intense, et durer plusieurs septénaires. Tout le monde sait que l'hiver est la saison pendant laquelle le rhumatisme exerce plus particulièrement sa terrible influence; il est difficile de préciser sa durée. Quelques personnes en ont été guéries après quelques attaques, d'autres en ont souffert plusieurs années; enfin le plus grand nombre en a été affligé toute leur vie.

Il est très-rare que l'affection rhumatismale ne se lie pas avec la surexcitation de la membrane muqueuse qui tapisse le canal digestif; nous devons prévenir qu'il est dangereux et très-facile de confondre la névralgie avec l'affection rhumatismale , surtout lorsque les parties affectées par cette dernière, ne sont ni rouges ni gonflées.

Nous avons dit que le rhumatisme articulaire avait son siège sur les articulations et leurs ligamens, et qu'ils causaient des douleurs très-intenses. On n'en sera pas étonné quand on pensera que ces parties sont très-irritables, et que par conséquent l'action de l'humeur morbifique sur des parties si délicates peut produire ces cruelles douleurs. Les douleurs du rhumathisme articulaire augmentent par la pression et le mouvement comme dans le musculaire.

La cause du rhumatisme articulaire nous paraît être la même que celle du rhumatisme musculaire. Les parties sur lesquelles siègent les douleurs et les sensasations différentes qu'elles font éprouver, sont, comme nous l'avons dit précédemment, les causes qui les font distinguer.

Le rhumatisme articulaire attaque ordinairement les grandes articulations, telles sont celles du poignet, du bras et de l'avant bras, du bras avec l'omoplatte, l'articulation du genou, et enfin celle du fémur avec les os du bassin.

Le rapport du caractère anatomique est celui qu'on a observé que les muscles affectés étaient contractés, et dans un état d'amaigrissement difficile à croire. C'est à un tel point que s'ils avaient eu la couleur des tendons, il eut été difficile de les distinguer d'avec ceux-ci. On a observé sur ces organes, une concrétion thophacée ou gélatineuse, plus ou moins abondante des articulations détruites et des ankilos. Il est vrai de dire que tous ces désordres ne sont produits que par des attaques violentes ce rhumatisme et long-tems soutenues. Quant aux attaques légères de la même maladie et qui ne durent pas long tems, celles-ci ne laissent aucune trace.

Le traitement du rhumatisme varie suivant la violence du paroxisme et le tempérament du malade. Dans le rhumathisme aigu, s'il y a rougeur et gon-flement des parties affectées, on ne peut guère se passer de saignée ; celles qui sont locales sont parti-culièrement indiquées ; mais elles doivent être ména-gées ; les saignées qui se font après la première hui-taine de l'attaque sont généralement plus nuisibles qu'utiles ; la diéte sévère est le moyen le plus puissant que l'on puisse employer contre cette cruelle maladie. Il est très-important de tenir le ventre libre par le moyen des lavemens émolliens tout le tems que dure la maladie ; les calmans hypnotiques ne conviennent pas plus au rhumatisme qu'à la goutte, parce qu'ils peuvent déranger les moyens que la nature emploie avec tant de sagesse pour opérer des crises salutaires. On peut employer avec avantage les adoucissans et les relâchans dans tous les tems de la maladie. Les topiques les plus vantés jusqu'à ce jour sont l'onguent d'*Althéa*, l'huile de ver, de camomille, la graisse humaine, la graisse d'ours et le baume tranquille. On pourrait en ajouter beaucoup d'autres, de l'effet desquels comme des précédents on ne peut obtenir de bon résultat qu'après un long usage; et on est tout aussi fondé à attribuer les heureux effets qu'on croit obtenir de ces différents topiques, aux ressources de la nature, qu'à eux-mêmes.

Le rhumatisme chronique demande un mode de traitement tout différent de celui de l'aigu. On emploie ordinairement dans ce dernier les topiques résolutifs, tels que l'eau-de-vie camphrée, le baume apodeldoc et autres, les pommades ammoniacales et émétisées, les bains de vapeurs et les eaux thermales. J'ai vu de très-bons effets des bains de marc de raisins, l'application des boues minérales, enfin le cautère peuvent produire le meilleur résultat. Nous n'en finirions pas s'il fallait indiquer ici tous les moyens dont on s'est servi pour combattre la maladie qui fait l'objet de ce chapitre; en conséquence nous passons au traitement de la névralgie.

DE LA NÉVRALGIE.

La névralgie s'annonce par un sentiment de douleur fixe sur une branche ou un tronc du système nerveux dans la direction de tout son trajet, et de ses diverses ramifications, les parcourant avec la rapidité de l'éclair, se fesant sentir dans toutes à la fois, dans quelques-unes, ou dans une ou deux seulement.

La névralgie peut se manifester de plusieurs manières : souvent c'est par un engourdissement pénible et par une espéce de commotion électrique ; d'autres fois le malade éprouve des douleurs déchirantes dans tout le trajet des nerfs affectés ; il est également vrai que les douleurs se font sentir très-souvent dans des parties bien éloignées du siége du mal. Il arrive quelquefois aussi que les personnes atteintes de névralgie éprouvent dans la partie malade un sentiment de chaleur, d'autres fois, de froid, accompagné l'un et l'autre de douleurs insupportables. Il arrive également que cette maladie peut causer des erreurs dans le tact, un sentiment de déchirement, de fourmillement, d'élancement rapide et de pulsation. Enfin il n'est pas de sensation que cette cruelle maladie ne puisse faire éprouver. Elle a la faculté de tourmenter et de torturer de tant de manières différentes qu'on ne peut s'empêcher de croire que la névralgie ne soit la possession démoniaque que les anciens croyaient reconnaître dans ceux qui étaient atteints de la névralgie portée à un très-haut degré, mais inconnue alors.

Cette maladie a pour caractère constant d'offrir des rémissions. Il arrive souvent qu'elle paraît et disparaît sans cause apparente. Les parties affectées de douleurs névralgiques n'offrent ni rougeurs ni gonflement.

Le traitement curatif de l'affection nervale offre souvent des difficultés insurmontables, tant sous le rapport de l'impossibilité de reconnaître la cause qui la produit que sous celui des moyens propres à la combattre avec avantage.

La névralgie peut être attaquée avec succès par la diète sévère, la saignée, si elle est indiquée, les bains et les relâchans, les adoucissans employés intérieurement et extérieurement.

Les anti-spasmodiques les plus en usage sont *lussa-*

fétida, le castoréom, le camphre, l'ether, etc. ; mais le plus souvent tous ces moyens ne servent que de palliatifs contre la maladie qui fait le sujet de ce chapitre. J'ai vu des malades ne trouver aucun soulagement dans l'usage des moyens que nous venons d'énumérer, et être guéris ou sensiblement soulagés par l'usage de l'émétique à forte dose.

La névralgie faciale se distingue par une douleur fixe sur les branches faciales de la septième paire, le nerf frontal, le mentonier et le sous orbitaire, les nerfs dentaires supérieur et inférieur, et le naseau palatin. C'est dans l'affection de ces nerfs que se font sentir les douleurs les plus insupportables, fort heureusement que les paroxismes ne sont pas très-longs ; mais il est vrai de dire aussi qu'ils peuvent se renouveler souvent.

NÉVRALGIE SCIATIQUE.

Les douleurs, dans celle-ci, se font sentir depuis l'échancrure sciatique, en suivant la partie postérieure de la cuisse jusqu'au jarret autour du genou, se propageant sur la jambe en suivant le trajet du péroné.

Dans celle-là la douleur suit, comme nous l'avons dit au commencement de ce chapitre, le trajet du nerf qui est affecté; dans celle-ci c'est le crural, depuis l'arcade crurale, en suivant la face interne de la cuisse et de la jambe jusque sur le pied.

Le plus sûr moyen de guérir le malade, au moins celui qui offre le plus de probabilités, c'est de le mettre à l'usage des remèdes que lui inspire le plus de confiance. J'ai connu une dame qui n'éprouvait jamais de soulagement plus marqué dans les attaques d'une névralgie crurale, qu'en mettant les culottes de son mari, toutes chaudes, immédiatement après qu'il les

avait quittées. J'en ai vu une autre que rien ne soulageait plus efficacement, dans les attaques de la même
affection, qu'en se faisant mettre le canon d'un gros
soufflet dans la bouche pour avaler l'air à grands traits.
Enfin on en a vu une, dans le département de la
Dordogne, sur laquelle les attaques névralgiques étaient
si terribles qu'elle éprouvait le besoin de se coucher de
tout de son long par terre, et de s'y rouler avec une
telle rapidité qu'on aurait eu de la peine à la suivre à
la course : ce moyen la soulageait. D'autres fois elle
éprouvait le besoin d'aller paître l'herbe dans les prés,
comme une bête ruminante; enfin il lui arrivait par-
fois de se mettre sur le dos, croisant fortement les
bras sur la poitrine, fléchissant les membres abdominaux, les rapprochant du menton, et dans cette
situation faire des bonds de plus d'un demi pied,
aboyant comme un petit chien, quelquefois imitant,
à s'y méprendre, la voix du canard ; tels étaient les
moyens dans lesquels cette malheureuse puisait quelque soulagement. Comme on peut l'imaginer, on ne
manqua pas d'attribuer sa position à une possession
démoniaque, et en conséquence elle fut exorcisée.

Nous n'en finirions pas s'il fallait rapporter tous les
goûts bizarres et les idées non moins extraordinaires
que fait naître la névralgie dans ceux qui en sont affectés.

Nous en avons dit assez pour désigner les symptômes
caractéristiques des trois affections qui font l'objet de
cet opuscule, afin que les personnes qui ne sont pas
médecins puissent les reconnaître, soit qu'elles ayent
à les observer sur elles-mêmes ou sur les autres.

Il ne nous reste plus qu'à faire connaître que, nous
sommes persuadés par une longue expérience, que la
méthode par laquelle nous traitons les douleurs produites par les trois affections qui font l'objet de cet
opuscule, est supérieure pour les guérir, à tout ce
qu'on a employé jusqu'à ce jour. Les malades qui en

feront usage éprouveront un soulagement marqué dès le début du traitement et le plus grand nombre seront guéris dans huit ou dix jours.

Mais, diront quelques personnes, ce que dit le médecin n'est pas vrai, la matière médicale est connue depuis longtems ; si la méthode dont il nous parle avait pu être découverte elle l'aurait été avant lui.

Ce raisonnement, qui, au premier aperçu, paraît être conséquent, n'est rien moins que logique, par la raison que les moyens que nous offre la nature pour combattre les maladies qui affligent l'humanité, sont si nombreux et si variés, qu'à quel point qu'on aie poussé l'analyse des corps par la chimie, on fera toujours des combinaisons plus ou moins heureuses : on croira facilement ce que nous disons quand on se rappèlera que la matière est homogène, et que ce n'est que ses différens modes d'agrégation et les différentes combinaisons que nous pouvons en faire, qui font qu'elle opère tel ou tel résultat, lorsque nous la mettons en contact avec nos organes.

MAGNEUR-LAVERGNE
Médecin.

Établir dans le cœur de l'homme enfant des principes indestructibles d'une haute morale par des preuves irréfragables, rectifier ceux de l'homme fait, consolider ceux de l'homme qui doute, en développer chez l'homme qui n'en a pas, enfin, combattre victorieusement l'athéisme et le matérialisme, tel est le but de l'auteur en publiant sa petite brochure, intitulée : *le Gros bon sens en Métaphisique*, qu'on pourrait aussi nommer *l'anti-fanatique*.

CES DEUX OUVRAGES SE TROUVENT CHEZ L'AUTEUR,

RUE DE LA FERME-DES-MATHURINS, N° 18.

Paris.—Imprimerie de GOETSCHY Fils et Comp., rue Louis-le-Grand, n. 35.